AF609945

ÉPIDÉMIE

DE MÉNINGITE

CÉRÉBRO-SPINALE,

OBSERVÉE A NANTES, EN 1842,

PAR M. MAHOT, D.-M.,

MÉDECIN SUPPLÉANT A L'HOTEL-DIEU DE NANTES.

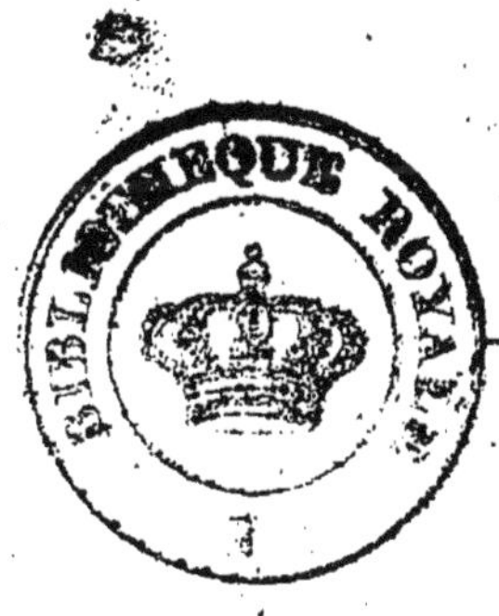

NANTES,
IMPRIMERIE DE CAMILLE MELLINET.

1843.

ÉPIDÉMIE

DE MÉNINGITE

CÉRÉBRO-SPINALE,

OBSERVÉE A NANTES, EN 1842,

PAR M. MAHOT, D.-M.,

MÉDECIN SUPPLÉANT A L'HOTEL-DIEU DE NANTES.

Vers la fin de janvier 1842, il se manifesta dans la caserne de l'Entrepôt, occupée alors par deux escadrons du 8.e régiment de lanciers, une maladie épidémique s'accompagnant des mêmes symptômes, et produisant les mêmes lésions cadavériques que la méningite cérébro-spinale observée en 1841 à Strasbourg, à Avignon et dans plusieurs autres villes de France, par MM. Forget, Chauffard, etc.

Pendant plus de deux mois, l'épidémie de Nantes continua à sévir sur les deux escadrons de lanciers.

Quelques hommes du même régiment se trouvaient logés à l'ancien manége de la rue Pétrarque, et plusieurs d'entre eux furent atteints par la maladie.

En ville, et notamment dans le quartier de l'Entrepôt, on eut occasion d'observer plusieurs malades qui parurent offrir les mêmes symptômes.

Dans le 21.e régiment d'infanterie légère, caserné à la Visitation, il ne se manifesta aucun cas de méningite cérébro-spinale, et les affections qui prédominèrent alors sur les hommes de ce régiment, furent les maladies des voies respiratoires, des bronchites très-nombreuses, très-étendues et très-tenaces.

Il ne me serait pas possible de donner ici le chiffre exact des lanciers qui furent atteints par l'épidémie; car tous les militaires de cette arme qui entrèrent à l'hôpital pendant le 1.er trimestre 1842, n'offrirent pas les symptômes de la méningite cérébro-spinale; cependant presque tous, lors même qu'ils étaient atteints d'une autre affection, présentaient quelques traces de l'influence épidémique.

En janvier, on reçut à l'hôpital 20 lanciers; sur ce nombre, 3 blessés et 1 vénérien. — 1 mort.

En février, 57, dont 4 vénériens et 2 blessés. — 7 morts.

En mars, 37, dont 2 blessés, 2 galeux et un vénérien. — 2 morts.

Ainsi, en février, mois pendant lequel l'épidémie atteignit son summum d'intensité, le nombre des lanciers reçus à l'hôpital fut le même que pendant les mois de janvier et de mars réunis.

4 malades civils atteints de méningite entrèrent à ma connaissance à l'Hôtel-Dieu. Savoir :

2 marins, l'un âgé de 19 ans, l'autre de 14.

2 serruriers, l'un âgé de 21 ans, l'autre de 22.

Dans le quartier de l'Entrepôt, un aubergiste demeurant en face de la porte de la caserne, tombe brusquement malade dans les premiers jours de janvier, et meurt le 4.e jour de la maladie, avec tous les symptômes de la méningite.

Dans la soirée du 29 au 30 janvier, une ouvrière jeune et forte, habitant près de la caserne, se couche avec un violent mal de tête. A 2 heures après minuit on réclame les secours de M. le chirurgien-major des lanciers : trismus, convulsions, visage vultueux, perte de connaissance; saignée, sangsues. Mort le 3, à 5 heures du soir.

Dans la même maison, vers le milieu de janvier, plusieurs personnes furent atteintes de scarlatine très-grave avec méningite ; la plupart succombèrent.

Enfin, dans une maison voisine, une jeune dame mourut les premiers jours de février, après avoir offert les accidents de la méningite cérébro-spinale.

SYMPTOMES DE LA MALADIE.

1.° APPAREIL DE L'INNERVATION.

La céphalalgie fut le symptôme le plus constant de la méningite cérébro-spinale.

Avant l'invasion des accidents graves, pendant une quinzaine de jours, maux de tête plus ou moins violents, assoupissements, vertiges.

Dans quelques cas, au début, marche rémittente de la céphalalgie, avec exacerbation le soir ou pendant la nuit. Ordinairement, aggravation progressive du mal; parfois, au contraire, aggravation subite, et tout à coup céphalalgie atroce, perte de connaissance.

Dans les premiers jours, céphalalgie constamment frontale et sus-orbitaire, s'étendant plus tard quelquefois à toute la tête; assez fréquemment se faisant vivement sentir dans la région occipitale.

Parfois, téguments du crâne sensibles et douloureux au toucher; chaleur de la peau du front augmentée.

Chez quelques malades, tintements et douleurs d'oreille, sans que l'inspection de ces organes fît découvrir ni rougeur, ni écoulement. Yeux quelquefois sensibles à la lumière. Fréquemment, contraction des pupilles; souvent, variations brusques dans leur diamètre, et strabisme.

Chez un malade, en même temps qu'il y avait strabisme, on observait une diplopie très-marquée.

Dans un autre cas, les pupilles paraissaient déformées et ne plus être situées au centre de l'iris.

Lorsque l'affection était grave et se prolongeait, les

yeux s'injectaient, la conjonctive prenait une coloration rouge un peu terne.

Crampes et douleurs musculaires vives, se faisant sentir souvent tout le long du rachis; mais se montrant ordinairement avec plus d'intensité dans la région lombaire et dans les muscles de la partie postérieure du cou.

Dans le plus grand nombre des cas, rigidité et contracture des muscles dorsaux.

D'abord, les muscles du cou présentaient seuls cette rigidité, et la tête se renversait en arrière; mais la raideur s'étendait parfois aux muscles du dos et de la région lombaire, et produisait alors un véritable opisthotonos.

Plusieurs fois, muscles des mâchoires contractés, trismus; plusieurs fois aussi, déglutition très-difficile.

Dans quelques cas, rotation permanente de la tête à droite ou à gauche; agitation et plaintes, lorsqu'on cherchait à la redresser.

Quelquefois, insensibilité du rachis à la pression et à la percussion. Souvent, au contraire, sensibilité plus ou moins vive dans la région dorsale, parfois assez prononcée pour que le décubitus dorsal devînt impossible; le malade ne pouvait rester couché que sur le côté ou sur le ventre.

Membres fréquemment agités de mouvements automatiques et involontaires, tantôt généraux, tantôt bornés à un seul des membres.

Quelquefois, tremblement nerveux universel.

Dans un cas, le malade, couché sur le ventre, exécutait des mouvements analogues à ceux d'une personne qui se livre à l'exercice de la natation.

Dans quelques cas, rigidité des membres, que l'on ne pouvait, sans douleur, chercher à surmonter.

Lorsque la maladie n'était pas grave, ou au début de l'affection, facultés intellectuelles intactes; lorsqu'au contraire la maladie s'aggravait, réponses lentes, difficiles, puis bientôt délire.

Souvent, perte de connaissance brusque, sans que, quelques instants auparavant, rien ne parût changé dans l'état du malade.

Caractère du délire variable : tantôt hallucinations, tantôt agitation, cris ; le malade cherchait à se lever, et ne pouvait être maintenu dans son lit qu'à l'aide de la camisole de force. Tantôt, et plus fréquemment, délire tranquille, carpologie, paroles inarticulées, typhomanie.

Facies constamment triste et abattu, même chez les sujets légèrement atteints ; cette expression persistait longtemps dans la convalescence.

Lorsque la maladie se prolongeait, stupeur et injection terne de la face, aspect typhoïque très-prononcé.

Dans la plupart des cas, insomnie complète, ou sommeil agité, troublé par des rêves pénibles et continuels.

Souvent, selles et urines rendues involontairement.

Dans la convalescence, faiblesse musculaire extrême se dissipant lentement.

Chez un lancier, couché au n.° 64 de la salle 15, et qui résista à des accidents très-intenses, il resta pendant plusieurs mois un état de demi-paralysie des membres inférieurs; sa démarche était vacillante, le malade pouvait à peine se soutenir sur ses pieds.

2.° — APPAREIL DIGESTIF.

Les symptômes morbides qui, pendant l'épidémie, apparurent du côté des voies digestives, ne furent pas aussi graves que ceux fournis par l'appareil cérébro-spinal ; cependant ils méritent d'être notés avec soin, en raison de leur constance et des lumières qu'ils peuvent apporter sur la nature de la maladie.

Dans un grand nombre de cas, la diarrhée était le premier accident qu'éprouvait le malade, et ce n'était souvent que 8, 10, ou même 15 jours après l'apparition des selles liquides, que survenaient la céphalalgie et la fièvre.

La diarrhée, au début, n'était pas accompagnée de coliques, le malade ne s'en plaignait pas, et continuait son service.

Fréquemment la diarrhée n'apparaissait que dans le courant de la maladie, quelquefois à une époque déjà avancée.

Rarement les selles restaient naturelles pendant toute la durée du mal, et les cas dans lesquels on observait de la constipation peuvent être considérés comme exceptionnels.

Le plus souvent, à la pression, sensibilité abdominale, ordinairement bornée aux régions iliaques; quelquefois cependant, épigastre seul douloureux.

Dans la fosse iliaque droite, très-fréquemment gargouillement analogue à celui observé dans la fièvre typhoïde.

Chez un grand nombre de malades, vomissements qui plusieurs fois se reproduisirent avec persistance. Au début, et dans les cas légers, langue humide et naturelle, ou sale et blanche; soif, anorexie, amertume de la bouche.

Dans les cas graves, et à une époque plus avancée, souvent langue sèche, rouge, parfois recouverte, ainsi que les dents, d'un enduit fuligineux. Odeur typhoïque de l'haleine du malade.

3.° — APPAREIL DE LA CIRCULATION, CALORIFICATION.

Presque constamment, frisson d'invasion violent, durant plusieurs heures, et remplacé par une chaleur fébrile suivie, dans certains cas, de sueur.

Parfois, au lieu d'un frisson intense et unique, plusieurs accès de fièvre ressemblant à des accès de fièvre intermittente, et se succédant avec une apparence de périodicité.

Une fois la maladie bien caractérisée, mouvement fébrile continu: peau chaude; pouls accéléré, en général assez variable, le plus ordinairement serré, dur, concentré, parfois mou, dicrote, typhoïque, quelquefois irrégulier, dans un cas, petit et lent.

Sang tiré de la veine constamment recouvert d'une couenne épaisse blanchâtre fort dense, caillot volumineux.

Chez deux de nos malades gravement atteints, il se développa dans la convalescence une fièvre intermittente, quotidienne chez l'un, tierce chez l'autre. Chez tous les deux, les accès, qui montrèrent une grande opiniâtreté et qui résistèrent longtemps au sulfate de quinine, débutaient par un frisson prolongé et intense.

Dans plusieurs cas où l'apparence typhoïque était très-prononcée, il parut sur la peau une éruption de petites taches ecchymosiques, véritables pétéchies ne disparaissant pas sous la pression du doigt.

4.° — APPAREIL RESPIRATOIRE.

L'appareil respiratoire fut, en général, très-peu affecté chez les lanciers pendant l'épidémie de méningite. Quelquefois cependant, légère bronchite; la toux retentissait alors douloureusement dans la tête et aggravait encore la céphalalgie.

Chez un malade seulement, on observa une pneumonie avec engouement de la partie postérieure des deux poumons.

LÉSIONS CADAVÉRIQUES.

Les lésions anatomiques que présenta le système nerveux des sujets qui succombèrent à la méningite, furent extrêmement remarquables par leur gravité, par leur uniformité, et par la rapidité avec laquelle elles se développèrent.

Cavité encéphalique. — Membrane de l'arachnoïde généralement saine, renfermant quelquefois une petite quantité de sérosité transparente, mais jamais ni pus ni fausses membranes.

Dans la pie-mère cérébrale, au contraire, infiltration purulente constante et plus ou moins étendue.

Pus épanché demi-concret, jaunâtre, se présentant ordinairement par plaques de largeur variable, souvent de forme allongée. Plaques purulentes toujours plus nombreuses sur le trajet des gros vaisseaux cérébraux, par conséquent dans les scissures de Sylvius et à la base du cerveau.

Pie-mère quelquefois infiltrée seulement par une sérosité opaque albumineuse.

Mais alors toujours quelques plaques de véritables pus à la base.

Les pédoncules cérébraux, la protubérance, les commissures des nerfs optiques, la moelle allongée, les deux faces du cervelet, étaient ordinairement le siége d'une sécrétion purulente très-abondante, et quelquefois enveloppés presque complétement par le pus.

Chez un lancier qui succomba au n.° 38 de la salle 15, en 36 heures, on trouva la pie-mère infiltrée d'une sérosité albumineuse opaque; il ne s'était pas encore formé de pus.

Chez plusieurs sujets, pus en quantité plus ou moins considérable dans les ventricules du cerveau.

Infiltration purulente de la pie-mère s'étendant jusqu'au fond des anfractuosités cérébrales.

Cerveau ordinairement volumineux.

Circonvolutions aplaties et comme tassées. Substance grise, légèrement ramollie. Consistance de la substance blanche à peu près normale, toutes deux injectées et sablées un peu de rouge.

Dans quelques cas, voûte à trois piliers et parois des ventricules notablement ramollies.

Canal vertébral. — Dans le canal vertébral comme dans la cavité du crâne, le tissu cellulaire sous-arachnoïdien fut le siége des lésions anatomiques indiquées.

En général, aucune altération pathologique dans l'arachnoïde vertébrale; mais dépôts purulents existant presque constamment dans le tissu cellulaire lâche qui se trouve situé entre cette membrane et l'enveloppe propre de la moelle.

Quelquefois, canal vertébral, dans toute son étendue,

rempli par une sérosité purulente s'écoulant abondamment dès que l'on incisait les membranes.

Le plus souvent, pus dense, d'une couleur jaune verdâtre, ne se rencontrant que dans quelques régions de la moelle, tantôt à la partie supérieure et à la partie inférieure, tantôt à la partie inférieure seulement.

Dans certains cas, le pus, peu abondant et demi-concret, formait des plaques plus ou moins larges, de forme variable, ordinairement allongée, n'occupant en général qu'une des faces de la moelle.

Chez quelques sujets qui succombèrent très-rapidement, on trouva seulement de l'injection, ou la pie-mère infiltrée par une sérosité louche.

Substance grise de la moelle habituellement injectée, surtout à la partie inférieure de l'organe.

Substance blanche souvent ramollie d'une manière très-notable, et convertie en une espèce de bouillie. Ces ramollissements ne s'observaient pas en général dans toute l'étendue de la moelle, mais dans une partie seulement.

Dans un cas, la densité de la moelle nous parut augmentée à la région lombaire.

Appareil digestif. — Quelquefois, muqueuse gastrique offrant une injection pointillée plus ou moins prononcée; cependant, en général, lésions cadavériques de l'estomac et de la partie supérieure du tube digestif peu graves.

A la partie inférieure de l'intestin grêle, éruption de follicules isolés d'un volume variable depuis la grosseur d'un grain de millet jusqu'à celle d'un grain de chènevis; quelquefois sans aucun changement de couleur, quelquefois offrant une coloration blanchâtre. Généralement ni ramollis ni ulcérés, en nombre quelquefois fort considérable, augmentant ordinairement beaucoup à mesure qu'on se rapprochait de la valvule iléo-cœcale. Dans quelques cas, presque confluents dans les parties voisines de la valvule.

Plaques de Peyer légèrement boursouflées, faisant

un peu saillie au-dessus du reste de la muqueuse, parfois un peu injectées, toujours gaufrées, jamais ulcérées; ce qu'il faut peut-être attribuer à la rapidité avec laquelle survenait la terminaison fatale dans les cas mortels.

MARCHE DE LA MALADIE.

Tous les lanciers que nous reçûmes à l'hôpital dans le courant de l'épidémie, présentèrent des symptômes communs attestant l'influence d'une même cause morbide; mais, chez les uns, l'empoisonnement miasmatique fut léger, et la maladie peu grave; tandis que, chez d'autres, les accidents présentèrent une telle intensité, que le malade succomba, dans quelques cas, au bout de 30 à 40 heures.

Afin de donner de la marche de la méningite cérébro-spinale, dans ses divers degrés, une idée plus exacte que ne pourrait le faire une description, j'ai préféré choisir parmi mes observations quelques-uns des cas qui me paraissaient présenter, de la manière la plus complète, le tableau des symptômes auxquels cette affection donnait lieu.

Les deux premières de ces observations se rapportent à des cas légers, mais qu'il est impossible de ne pas rattacher à l'épidémie.

Dans la troisième, la maladie marcha avec une telle rapidité vers la terminaison fatale, que l'autopsie ne nous montra les lésions des centres nerveux que, pour ainsi dire, à l'état naissant.

Le quatrième malade nous offre un tableau assez complet des symptômes et des altérations cadavériques de la méningite cérébro-spinale intense.

Enfin, notre cinquième observation est intéressante, en ce qu'après avoir éprouvé les accidents les plus graves, le sujet échappa à la mort.

Salle 15, n.° 46, entré le 2 février.

Observation première.

Céphalalgie intense, vertiges, douleurs des membres, sensibilité de la fosse iliaque droite, otalgie. — Évacuants, vésicatoire à la nuque, sangsues. Guérison.

Marcé Palemont, lancier au 8.e régiment, fort et bien constitué :

Pris, le 26 janvier 1842, d'une céphalalgie frontale, augmentant le soir, et qui, depuis lors, persiste ; sommeil troublé par des rêves, vertiges ; face rouge.

Langue sale, soif, vomit une fois, pas de diarrhée, pouls peu accéléré, un peu serré.

Le 3 février, même état; douleurs dans le cou et dans les épaules, yeux un peu sensibles à la lumière.

Huile de ricin, 60 grammes.

4. Bourdonnements et douleurs d'oreille, sommeil cette nuit, peu de stupeur.

5. Le malade se trouve fort bien.

15 février. Accès de fièvre avec frisson, céphalalgie, pouls accéléré, serré.

Du 15 au 21, les accidents diminuent, la fièvre cesse.

21. Le malade se lève; faiblesse extrême.

23. Bouche mauvaise, langue un peu saburrale, céphalalgie moindre, douleurs dans les membres.

Minoratif.

25. Tête toujours lourde, étourdie, figure triste, douleurs dans tous les membres, abdomen sensible au toucher dans la région iliaque droite.

26. Même état.

Un vésicatoire à la nuque.

3 mars. Céphalalgie bien diminuée.

12. Depuis hier soir, douleur vive dans l'oreille droite.

15. L'oreille est toujours douloureuse ; elle est le siége d'un bourdonnement et d'un sifflement incommodes.

8 *sangsues derrière l'oreille.*

A dater des derniers jours de mars, l'état du malade s'améliore, la céphalalgie diminue, la douleur d'oreille cesse; l'expression de la figure, jusqu'alors triste, devient meilleure; le pouls reste longtemps accéléré; on obtient, pour lui, une convalescence, et il quitte l'hôpital le 20 avril.

Salle 15, *n.º* 41, *entré le* 5 *mars.*

OBSERVATION 2e.

Frisson, fièvre, céphalalgie intense, douleurs dans les membres, gastro-entérite. — Saignée de bras, minoratif. Guérison.

Quenot (Jean), lancier au 8.e régiment, âgé de 24 ans.

Depuis 8 jours, fatigues générales, céphalalgie, frissons irréguliers, toux.

Le 4 mars, étant de faction, frisson intense et prolongé, suivi de fièvre; céphalalgie forte.

Le 5, vives douleurs dans les membres.

Le 5 au soir, au quartier, forte saignée de bras. Entré à l'hôpital. Un peu de sommeil dans la nuit.

6. Céphalalgie moindre, douleurs dans les bras et dans les jambes. Un peu de sensibilité quand on percute la colonne vertébrale, langue rouge et sèche à la pointe, pas de selles depuis hier, abdomen légèrement douloureux à la pression, peau toute la journée couverte de sueur, pouls peu accéléré, serré.

7. Toujours quelques douleurs dans les membres, une selle non diarrhéique.

8. 2 selles un peu claires.

10. Le malade est bien, pas de céphalalgie.
11. Tête un peu lourde, bouche mauvaise.
Huile de ricin, 60 grammes.
15. Sort de l'hôpital se trouvant bien.

Salle 15, *n.°* 38, *entré le* 1.er *février.*

OBSERVATION 3e.

Frisson, céphalalgie intense, diarrhée, perte subite de connaissance, mouvements automatiques des membres. Mort, autopsie.

Lafitte (Henri), lancier au 8.e régiment.

Pris, le 31 janvier, sans cause connue, de frissons prolongés suivis de fièvre; céphalalgie très-forte, diarrhée.

Le soir, aggravation des accidents, saignée de bras copieuse, pratiquée au quartier.

Entré à l'hôpital le 2 février: céphalalgie toujours intense, face rouge, yeux injectés, pupilles un peu contractées, langue naturelle, selles fréquentes, claires, abdomen indolent, pouls accéléré, mou, peau chaude et moite, pas de délire ni de stupeur, réponses bonnes.

Même état jusqu'à trois heures de l'après-midi; alors perte subite de connaissance, yeux fermés, pouls accéléré assez ferme.

Saignée de bras.

Sang riche, recouvert d'une couenne rouge.

A six heures du soir, le malade est couché sur le ventre, il ne peut rester couché sur le dos; mouvements continuels des bras et des jambes, comme s'il cherchait à nager; selles et urines involontaires, pouls petit, très-accéléré.

Mort à sept heures du soir.

Autopsie 24 heures après la mort: muscles très-développés ; sur la peau, nombreuses taches rouges, ecchymosiques, d'une largeur variable.

Cavité encéphalique. — Cerveau volumineux, remplissant exactement la cavité des membranes ; sur la convexité et les faces latérales des hémisphères, l'arachnoïde présente une coloration blanchâtre, qui tient à l'infiltration de la pie-mère par une sérosité albumineuse ; les membranes s'enlèvent facilement par grands fragments.

A la base du cerveau, l'infiltration et l'opacité des membranes sont moins marquées, si ce n'est au-devant de la protubérance annulaire et sur la ligne médiane.

La consistance du cerceau est normale, il n'est pas fort injecté.

Les ventricules ne renferment ni sérosité ni pus.

Rien d'anormal dans les membranes de la moelle, si ce n'est un peu d'injection sanguine. La pulpe médullaire, dans sa partie inférieure et surtout dans le ganglion lombaire, paraît un peu augmentée de consistance et injectée dans sa substance grise.

Presque dans toute l'étendue de l'intestin grêle, on aperçoit une éruption de follicules isolés, blanchâtres, gros comme des grains de millet ou de chènevis. Ces follicules deviennent d'autant plus nombreux qu'on les examine plus inférieurement, ils sont presque confluents aux environs de la valvule iléo-cœcale.

Plaques de Payer boursouflées, légèrement saillantes, un peu rouges, pas d'ulcération, gros intestion un peu rouge et injecté, vessie distendue par les urines.

Salle 15; *n.*° 50, *entré le* 10 *mars.*

OBSERVATION QUATRIÈME.

Malaise général, frisson, céphalalgie, douleurs musculaires, renversement de la tête en arrière, perte de connaissance, délire, diarrhée, gargouillement. Mort, autopsie.

Poissenot (Claude-Antoine), brigadier au 8.e de lanciers, 26 ans.

Depuis huit jours, malaise général, tête lourde.

Le 9, frisson violent suivi de chaleur et de sueur, très-forte céphalalgie.

Saignée de bras.

Diminution momentanée de la céphalalgie.

10 mars, à 11 heures du matin, réponses difficiles, céphalalgie très-forte, pupilles un peu dilatées, douleurs très-vives dans les membres, langue sale, selles naturelles, abdomen indolent, face rouge.

Catap. sinap. aux pieds.

2 *heures après midi.* Perte de connaissance, agitation, tête légèrement renversée en arrière; les pupilles, un peu dilatées, ne se trouvent pas au centre de l'iris; pouls très-petit et lent.

Sangs., 50 *à la base du crâne.*

7 *heures* 1/2 *du soir.* Cou raide, mouvements continuels des bras, paupières fermées; à la lumière, les pupilles se contractent fortement; pouls un peu plus développé, toujours lent.

Séton au cou; friction avec onguent mercuriel, 20 *grammes.*

9 *heures* 1/2 *du soir.* Le malade prononce quelques mots inintelligibles.

11, *à* 4 *heures du matin.* Le malade a repris connaissance; douleur très-vive à la partie supérieure et

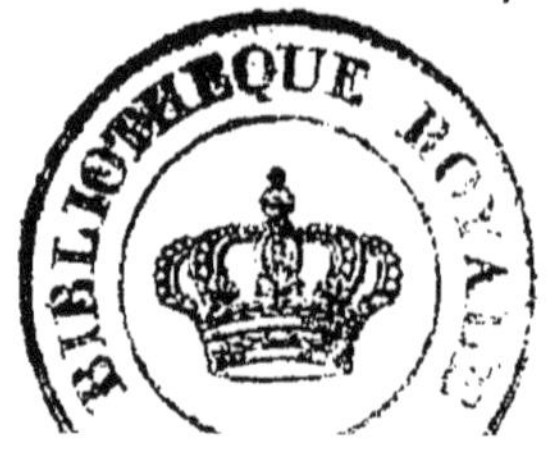

antérieure de la tête, souffrances aiguës dans la partie inférieure et interne de la cuisse gauche, une selle non diarrhéique, pouls développé (80).

Saignée de bras; 30 sangsues; onguent mercuriel, 30 grammes.

Sang fort couenneux, caillot rétracté, couenne rhumatismale.

12. Céphalalgie bien moindre, douleur vive dans le poignet droit et dans la cuisse gauche, gencives non douloureuses, mais recouvertes d'une exsudation blanche, pas de salivation, pouls (76) assez développé, pas de selles depuis avant-hier.

Lavement purgatif.

13. Un peu d'agitation cette nuit; ce matin, stupeur, hébétude, réponse lentes, laconiques; mouvements automatiques du bras gauche, pupilles un peu contractées, respiration légèrement accélérée, pouls (100) développé, large; langue un peu sèche, gargouillement dans la fosse iliaque droite, douleurs vives avec gonflement et chaleur du poignet droit.

2 *vésicat. aux jambes; saignée de bras; sangs.*, 20; *lavement purgatif.*

14. Stupeur prononcée, odeur typhoïque de l'haleine; pouls (128) petit, serré; sang très-couenneux, caillot fort dense, riche; poignet droit gonflé, douloureux; abdomen rétracté, indolent, pupilles un peu resserrées.

2 *vésic. aux cuisses.*

15. Même état des centres nerveux, respiration accélérée, râles sonores et ronflants en avant, crépitants en arrière, urines rendues involontairement, pouls petit (120).

16. Stupeur extrême, haleine la même, aspect typhoïque, langue sèche et fuligineuse, disparition de la douleur et du gonflement du poignet.

Mort dans la soirée.

Autopsie, 17 mars, à une heure après midi.

Cadavre très-musculeux.

Cavité encéphalique. Léger épanchement séreux dans l'arachnoïde, membranes généralement injectées.

Cerveau. Convexité le long de la scissure longitudinale des deux côtés, pus concret dans les mailles de la pie-mère, en assez grande quantité et par plaques.

Sur le trajet des vaisseaux, en certains points, plaques de pus assez épaisses. Dans d'autres endroits, sérosité louche, vaisseaux gorgés de sang noir.

A la face supérieure du cervelet, le long du corps vermiforme, pus en quantité notable et toujours par plaques. Dans le point où l'arachnoïde se replie pour pénétrer dans les ventricules, large plaque de pus.

Base. Dans la scissure de Sylvius, à gauche, large plaque de pus. Du pus existe également dans la scissure de Sylvius droite, mais en moindre quantité.

Les substances grises et blanches sont assez fortement injectées et ramollies, surtout à gauche, et principalement à la partie postérieure du ventricule de ce côté.

Moelle épinière. A l'origine de la moelle, assez grande quantité de sérosité louche; il en est de même à sa terminaison inférieure. Dans les deux tiers supérieurs, injection légère des membranes, sans trace de sécrétion purulente. Dans le tiers inférieur, à la partie postérieure, 3 plaques de pus larges chacune de 2 à 3 centimètres.

Substance blanche de la moelle ramollie à la partie moyenne de cet organe.

Injection de la substance grise à la partie inférieure.

Cavité thoracique. Poumons, lobes inférieurs hépatisés, ramollis, surtout en bas.

Cœur. Taches blanchâtres et plaques sur la séreuse du péricarde, adhérences lâches, fibreuses, unissant l'origine de l'aorte au péricarde voisin.

Dans les cavités droites du cœur, caillot en partie cruorique, en partie fibrineux, enchevêtré dans les colonnes charnues. A gauche, sang noir fluide.

Tube digestif. Follicules isolés très-nombreux dans les

deux tiers inférieurs de l'intestin grêle, quelques plaques gaufrées existent dans l'iléum; elles font une légère saillie, n'offrent ni ulcération, ni ramollissement, ni changement de couleur. L'articulation radio-carpienne droite renferme un pus concret, le cartilage paraît rose; dans les autres articulations, rien d'anormal.

Salle 15, *n.°* 64, *entré le* 2 *février*.

OBSERVATION CINQUIÈME.

Céphalalgie, frisson, diarrhée, perte de connaissance, douleurs musculaires, stupeur, aspect typhoïque, fièvre intermittente, convalescence, demi-paralysie des membres inférieurs.

Bouzard (Jean), lancier au 8.e régiment, 24 ans.

Depuis quelques jours, céphalalgie légère, accès de fièvre avec frissons, un peu de diarrhée.

Dans la nuit du 12, vomissement, puis tout à coup perte de connaissance qui persiste.

Le 13, face pâle, yeux cernés, fermés; pupille contractée, se dilatant quand on ouvre les paupières; abdomen douloureux dans la région iliaque droite; le malade s'agite sur son lit; pouls (84) serré, régulier; percussion sur la colonne vertébrale douloureuse.

Séton à la nuque, 40 *sangsues*, *saign. bras*, *frictions avec ong. mercur.* 30 *grammes*.

14. Connaissance revenue hier soir, toute la nuit agitation très-grande, diarrhée. Le matin, pas de céphalalgie; douleurs très-vives dans les reins et dans les extrémités inférieures; langue bien tirée, humide, naturelle; abdomen indolent; pouls (100) serré; sang dense, couenne rouge.

2 *sétons, l'un entre les épaules, l'autre sur la région lombaire; frictions mercurielles*, 30 *grammes*.

15. Un peu de stupeur, le malade parle souvent seul, réponses assez justes, toujours douleurs lombaires, pouls (72) assez développé, langue sèche, abdomen indolent.

16. Cette nuit, agitation telle, qu'on est obligé d'attacher le malade dans son lit; délire, trois ou quatre selles, langue sèche, pupilles naturelles, tête un peu inclinée à droite, pouls 84, gencives un peu ramollies, saignantes.

17. Abdomen indolent, selles involontaires, yeux fermés, raideur générale, odeur typhoïque de l'haleine.

18. Stupeur, face rouge, pouls (108) serré.

19. Réponses bonnes, facies naturel, pouls (84) assez développé, peu de diarrhée, langue humide, appétit, sommeil cette nuit.

28. Assoupissement, sueur abondante; après la visite, frisson suivi de chaleur fébrile; le soir, apyrexie.

Du 29 mars jusqu'à la fin d'avril, et malgré l'emploi du sulfate de quinine, les accès de fièvre se reproduisent chaque jour à la même heure, débutant par un frisson prolongé et intense, suivi de chaleur et de sueur; peu à peu cependant la fièvre diminue et finit par disparaître, mais le malade reste dans un état de stupeur et d'affaiblissement extrêmes.

Dans les premiers jours de mai, les selles cessent d'être involontaires, insensiblement la diarrhée diminue, l'appétit revient, la langue est belle, l'abdomen indolent. Vers le milieu de mai, le malade commence à se lever : les jambes sont extrêmement faibles, la démarche est on ne peut plus vacillante et chancelante, la jambe gauche fléchit notablement, et paraît à demi paralysée. Peu à peu cette différence d'action musculaire entre les deux jambes disparaît, et le malade sort de l'hôpital le 7 juin, ayant toujours la démarche incertaine, mais cependant incomparablement plus ferme.

CAUSES DE LA MALADIE.

Nous envisagerons sous ce titre les circonstances hygiéniques dans lesquelles se trouvaient les lanciers à l'époque où l'épidémie de méningite prit naissance, et nous examinerons successivement :

1.° L'état de la santé publique à Nantes, à la fin de l'hiver 1842.

2.° Les conditions dans lesquelles se trouvaient la caserne des lanciers et les lieux qui l'environnent.

3.° Le genre d'occupation auquel ces cavaliers étaient soumis, leur habillement, leur nourriture.

Nous devons une grande partie des renseignements qui vont suivre à l'obligeance de M. le docteur Sallion, qui a bien voulu nous confier le rapport demandé à cette occasion par l'autorité aux membres du Conseil de Salubrité et aux médecins de l'Hôtel-Dieu.

1.° *État de la santé publique à Nantes.*

L'automne 1841 et le commencement de l'hiver 1842 furent extrêmement pluvieux ; la température était tiède, les eaux de la Loire s'élevèrent à une très-grande hauteur, et inondèrent, pendant un temps assez long, le quartier de l'Entrepôt.

Dans les premiers jours de janvier, la température cessa brusquement d'être modérée ; le temps devint sec, et le thermomètre, descendu rapidement à 2, 3, 4 et même 5 degrés au-dessous de zéro, s'y maintint pendant la plus grande partie du mois.

Sous l'influence de ce brusque changement de température, on vit survenir en grand nombre des affections aiguës des membranes muqueuses et séreuses ; les apoplexies se multiplièrent aussi d'une manière effrayante ; et, chez un très-grand nombre d'individus, on observa un état particulier du système nerveux.

Sans être précisément malades, ils se plaignaient de

vertiges, d'étourdissements, d'insomnies, de tremblements nerveux, de douleurs aux articulations, de faiblesse musculaire; enfin, presque tous les malades de cette époque offrirent quelques symptômes du côté des centres nerveux et surtout du cerveau.

2.° *État des bâtiments habités par les lanciers.*

Deux grandes salles placées entre la rue Dobrée et la cour de la caserne, et situées l'une au premier, l'autre au deuxième étage, contenaient : la première, 40 hommes ; la deuxième, 24.

Ces deux salles ne présentaient aucune des conditions essentielles de salubrité.

Dans la salle du 1.er, il n'existait de fenêtres que du côté de la cour, encore ces fenêtres étaient-elles fort espacées. On avait pratiqué, il est vrai, dans le mur donnant sur la rue Dobrée, cinq petites ouvertures carrées au niveau du plancher; mais ces ouvertures étaient insuffisantes pour le renouvellement de l'air. Les deux chambres étaient fort basses d'étage, planchéiées, et leurs plafonds formés par des soliveaux bruts très-saillants et très-multipliés.

La salle du 2.e n'était autre chose qu'une grande mansarde traversée par de nombreuses poutres auxquelles étaient suspendus, dans toute la longueur de la pièce, des effets d'habillement qui s'opposaient encore à la circulation de l'air.

Les autres chambres offraient de meilleures conditions : elles étaient mieux aérées, moins encombrées ; mais leurs planchers étaient également en bois, et leurs plafonds garnis de soliveaux bruts. Tous ces dortoirs étaient placés immédiatement au-dessus des écuries ; les chambres situées au 1.er n'en étaient séparées que par l'épaisseur d'un plancher.

Enfin il fallait aller chercher les latrines à une ceraine distance, au-dehors, dans la cour ; et, pendant la nuit, c'était une cause de refroidissements brusques et dangereux.

Du côté de la rue Dobrée, au pied du bâtiment occupé par les lanciers, se trouve un large fossé, sorte de cloaque rempli d'immondices et de matières végétales et animales en décomposition.

A l'Est, la caserne est entourée par la petite rivière de la Chézine, qui, pendant plusieurs mois, avait été débordée.

Au Nord, est un vaste terrain sur lequel on dépose, depuis plusieurs années, des remblais. On sait combien les terres fraîchement remuées exhalent de miasmes; ce terrain est d'ailleurs le lieu où se jettent les ordures du quartier; c'est là qu'on avait transporté tous les résidus de l'immense incendie qui, l'année précédente, avait dévoré une grande partie de l'Entrepôt. Enfin, la cour de la caserne est encore en partie entourée par les ruines des bâtiments brûlés, ruines sous lesquelles sont restées enfouies beaucoup de matières susceptibles de se décomposer et de donner naissance à des miasmes.

3.° *Genre d'occupation, nourriture, habillement des lanciers.*

Les cavaliers sont soumis à des exercices très-fatigants et qui doivent exercer une grande influence sur la santé. Ils ont beaucoup à souffrir du froid, et surtout du froid aux pieds. Durant la saison rigoureuse de l'hiver, ils sont nu-pieds dans leurs bottes, et, pendant les pansements, ils n'ont, pour se garantir du froid, que de la paille qu'ils mettent dans leurs sabots.

Pendant les pansements, ils portent aussi en tout temps le pantalon de toile.

M. le rapporteur du Conseil de Salubrité regarde comme une circonstance qui ne lui paraît pas sans importance, les secousses imprimées à la tête et à toute la colonne vertébrale par l'exercice du cheval chez de jeunes soldats novices dans l'art de l'équitation, et qui, n'ayant pas cette souplesse que l'habitude donne aux mouvements, et qui seule peut amortir les chocs, se tiennent le corps dans un état de raideur qui en multiplie les effets.

Le régime alimentaire des lanciers était le même que celui des fantassins qui ne furent pas atteints par la méningite. On serait donc, au premier abord, porté à ne lui attribuer aucune part dans le développement de la maladie; cependant, si l'on prend en considération les circonstances hygiéniques défavorables dans lesquelles se trouvaient les lanciers, accablés de fatigue, logés dans des salles mal aérées et encombrées, vêtus trop légèrement pour la saison; si l'on se rappelle que ces lanciers sont tous des jeunes gens très-grands, très-forts, très-musculeux, on sera porté à admettre que le régime alimentaire, bien que suffisant pour les troupes d'infanterie soumises à des conditions hygiéniques plus favorables, n'était pas assez tonique, assez substantiel, pour permettre aux lanciers de lutter avec avantage contre les causes morbifiques qui les assiégeaient.

Aucun officier, aucun sous-officier ne fut atteint de la maladie, ce qui peut être attribué à une meilleure nourriture et à moins de fatigues.

En résumé, les conditions hygiéniques dans lesquelles se trouvaient les lanciers pendant l'épidémie, ont dû jouer un grand rôle dans le développement de la maladie; mais ce qui porterait à penser que les fatigues, l'impression du froid et l'insuffisance de l'alimentation ont eu la plus grande part sur ce développement, c'est que la même affection a régné en même-temps à Ancenis et à Pontivy, où se trouvait une partie du 8.e régiment, et où les conditions de logement n'étaient plus les mêmes.

Les conclusions du rapport présenté par le Conseil de Salubrité furent les suivantes :

Les accidents cérébraux dont les lanciers ont été frappés n'offrent rien qui leur soit particulier, puisqu'ils ont été observés dans toutes les parties de la ville.

Ils y étaient simplement plus spécialement prédisposés, en raison des circonstances antihygiéniques qui avaient produit la fièvre typhoïde qui leur était particulière.

Dès lors, pour neutraliser, et dans le présent et à l'avenir, l'influence fâcheuse de ces circonstances, il faudrait :

1.° Aviser aux moyens de bien aérer les dortoirs ;

2.° Ne jamais y permettre l'encombrement des hommes et des effets à leur usage ;

3.° Blanchir à la chaux trois fois l'an, non-seulement les murailles, mais les soliveaux qui forment les plafonds ;

4.° Enduire les planchers d'une couche de peinture et d'encaustique.

5.° Établir en des lieux convenables des bassins pendant la nuit, pour que les hommes ne se refroidissent pas en descendant dans la cour où sont les latrines ;

6.° Tenir constamment le fossé de la rue Dobrée net de toute immondice ;

7.° Fournir chaque cavalier de chaussettes de laine ou de coton, ce qui nous semble indispensable dans nos contrées, où règne habituellement l'humidité :

8.° Veiller soigneusement à la bonne confection de la soupe, au bon état de tous les comestibles, et donner chaque jour une ration de bon vin au moins pendant les temps froids et humides, et lorsque la santé publique est compromise d'une manière un peu notable.

J'ignore si toutes les conclusions de ce rapport furent adoptées et mises à exécution par l'autorité ; mais, peu de temps après, on prescrivit une mesure qui exerça, je crois, une grande influence sur la diminution et la disparition de l'épidémie. Cette mesure fut de diminuer considérablement le nombre des hommes contenus dans la caserne, en en logeant une partie chez les habitants.

A partir de ce moment, nous ne reçûmes plus, à l'Hôtel-Dieu, que quelques cas très-rares et légers.

NATURE DE LA MALADIE.

Doit-on considérer la méningite cérébro-spinale épidémique dont nous venons de tracer l'histoire, comme une inflammation franche des membranes du cerveau et de la moelle épinière? Je ne le pense pas, et j'inclinerais plutôt à voir en elle une affection de nature typhoïde.

J'invoquerais en faveur de mon opinion :

1.° Les circonstances hygiéniques dans lesquelles se trouvaient les lanciers : Fatigues excessives, nourriture insuffisante, encombrement dans des dortoirs mal aérés, placés au-dessus des écuries, caserne située dans un lieu bas, humide, environné de terrains de remblais et de cloaques, dans laquelle les fièvres typhoïde règnent souvent épidémiquement, et où elles sont, pour ainsi dire, endémiques.

M. l'aide-major des chasseurs actuellement en garnison à Nantes, me disait, à ce sujet, que, dans un des dortoirs, dans un endroit obscur, se trouvaient couchés, l'automne dernier, cinq militaires; que tous les cinq avaient successivement offerts des symptômes de fièvre typhoïde bien prononcée, et qu'on s'était vu dans la nécessité de faire enlever les lits de cet endroit.

2.° Les symptômes de la maladie :

L'affection offrait généralement beaucoup des caractères de la fièvre typhoïde.

Au début, diarrhée, malaise général, lassitude, douleurs musculaires, céphalalgie.

La diarrhée continuait souvent pendant toute la durée du mal; alors gargouillement et sensibilité dans la fosse iliaque droite; souvent langue sèche et rouge se recouvrant, ainsi que les dents, d'un enduit fuligineux.

Figure triste, avec une expression de stupeur parfois très-prononcée.

Délire fréquemment tranquille, ayant les caractères de la typhomanie.

Dans plusieurs cas, peau couverte de pétéchies très-nombreuses.

3.° Les lésions cadavériques.

A la fin de l'intestin grêle, on rencontrait constamment une éruption de follicules isolés très-nombreux, de grosseur variable, des plaques de Peyer boursouflées, gaufrées, parfois un peu injectées.

Les caractères communs à la méningite épidémique et aux affections typhoïdes nous paraissent donc assez nombreux pour justifier le rapprochement que nous avons fait de ces maladies.

L'affection intestinale n'est plus aujourd'hui considérée comme constituant à elle seule la fièvre typhoïde, mais comme étant seulement un des phénomènes de cette affection générale.

Dans la fièvre typhoïde, la détermination a lieu ordinairement, il est vrai, sur les intestins ; mais cette localisation sur le tube digestif ne semble pas nécessaire, et peut, sous l'influence de conditions atmosphériques et hygiéniques particulières, se faire sur les membranes des centres nerveux plutôt que sur celles de l'intestin grêle.

En résumé, la méningite cérébro-spinale nous paraît une affection de nature typhoïde déterminant une entérite folliculeuse plus légère qu'à l'ordinaire, et une méningite au contraire beaucoup plus intense que celle observée fréquemment dans les affections de ce genre.

TRAITEMENT.

La méningite cérébro-spinale ayant suivi, dans la très-grande majorité des cas, une marche suraiguë, et s'accompagnant de symptômes et d'accidents qui ne permettaient aucun doute dans le diagnostic, le traitement qui lui fut opposé fut en général très-énergique ; les agents thérapeutiques employés furent en outre très-variés, par suite des résultats peu satisfaisants que l'on obtint.

Du reste, comme dans tous les cas, on eut recours simultanément à des moyens également actifs ; il fut souvent difficile d'attribuer à chacun d'eux la part qui devait lui revenir dans les résultats obtenus.

Antiphlogistiques. — Je les place ici en première ligne, parce que ce fut sur leur emploi que l'on fonda le plus d'espoir. On eut recours aux saignées, dès le début, dans la plupart des cas.

Dès l'apparition de la céphalalgie, les malades étaient saignés au quartier, puis dirigés sur l'hôpital.

L'état du sang, l'intensité des symptômes, engageaient à répéter les émissions sanguines générales.

Dans les cas légers, comme ceux dont nous avons cité quelques observations, les symptômes disparaissaient ou diminuaient d'intensité après la saignée.

Dans les cas graves, la saignée était aussi quelquefois suivie d'une rémission; mais cette rémission était passagère; le plus souvent même, les accidents persistaient sans aucune diminution.

Les applications de sangsues furent employées en même temps que les saignées générales. Ce moyen fut souvent poussé aussi loin que possible: les sangsues étaient appliquées, soit à la base du crâne, soit sur le trajet de la colonne vertébrale..

On en plaça, dans quelque cas, jusqu'à 50 et même 100 sur le rachis, en une seule application. On répéta ces applications avec opiniâtreté pendant plusieurs jours, quelquefois même deux fois par jour, et cependant les résultats ne furent pas satisfaisants; quelquefois la douleur cédait pendant quelques heures, mais elle reparaissait bientôt, et ce ne fut que dans quelques cas fort rares qu'on put attribuer à ce moyen thérapeutique un heureux résultat.

Révulsifs. — Après les émissions sanguines, et souvent en même temps, on avait recours aux révulsifs cutanés: le malade était, littéralement parlant, couvert de vésicatoires. On en appliquait à la nuque, aux jambes, aux cuisses, sur le rachis. Dans quelques cas, les vésicatoires posés sur la région dorsale s'étendirent depuis les vertèbres cervicales jusqu'aux vertèbres lombaires.

Afin d'agir plus profondément et plus efficacement, on essaya fréquemment les sétons à la nuque et sur la colonne vertébrale.

On ne retira de l'emploi des vésicatoires aucun avantage bien marqué. Il n'en fut pas de même des sétons : on remarqua fréquemment, après leur application, une amélioration notable, un temps d'arrêt dans la marche des accidents. Chez le nommé Bouzard, dont nous avons rapporté l'observation, trois sétons furent appliqués sur le rachis. Malgré des accidents extrêmement graves, le malade guérit.

Révulsifs sur la muqueuse digestive.

On observa aussi quelquefois, après l'administration énergique des purgatifs et surtout des vomitifs, une diminution des accidents; mais, en général, les symptômes reprenaient bientôt toute leur intensité.

Avec les frictions mercurielles, avec les applications de glace sur la tête, on n'obtint aucun résultat satisfaisant et positif.

En résumé, dans la plupart des cas graves, tous les agents thérapeutiques parurent inefficaces, ou du moins insuffisants, malgré leur énergie et la simultanéité de leur action.

Malheureusement, on ne connaissait point encore à Nantes les travaux de M. Chauffard d'Avignon, sur l'emploi de l'opium dans le traitement de la méningite cérébro-spinale épidémique. Ces travaux ne furent publiés que dans le n.° de mai de la Revue Médicale.

Dans l'épidémie qui régna à Avignon, et qui, d'après la description qu'en donne M. Chauffard, présenta la plus grande analogie de symptômes avec celle de Nantes, ce praticien obtint de l'administration de l'opium les résultats les plus heureux et les plus inespérés. Sous l'influence de l'opium, les accidents s'arrêtaient, la marche de la maladie était enrayée, même lorsque tout devait faire admettre déjà l'existence du pus dans les enveloppes des centres nerveux; il semblait que l'opium agît comme un contre-poison, annihilant complétement et promptement le principe si actif et si délétère de la maladie.

Dans toutes les observations que j'ai sous les yeux, l'opium ne fut administré qu'une seule fois : 10 centigrammes de sulfate de morphine furent prescrits à un malade dans les 24 heures. On ne remarqua, le lendemain, dans son état, aucune amélioration; on cessa l'emploi du narcotique. Cet essai est tout à fait insuffisant pour juger l'efficacité qu'auraient pu offrir les préparations opiacées pour combattre la maladie épidémique de Nantes.

Depuis cette époque, je sais que plusieurs cas de méningite cérébro-spinale ont été reçus à l'hôpital; que l'on a eu recours, dans leur traitement, aux préparations opiacées à haute dose; mais qu'on n'a pas obtenu les mêmes résultats que M. Chauffard.

On ne conçoit réellement pas, lorsqu'on a observé la rapidité avec laquelle marchait, à Nantes, la méningite cérébro-spinale, l'intensité des symptômes de cette affection, et le peu de temps nécessaire à la formation de quantité considérable de pus dans les mailles de la piemère, que quelques grains d'opium pussent juguler la maladie et faire disparaître les accidents.

En considérant même ce médicament comme détruisant rapidement la cause du mal, la congestion produite sur les centres nerveux était en général si violente, si bien établie, que l'on a peine à ne pas conserver dans son esprit quelques doutes sur la possibilité de sa disparition, et sur l'identité de la maladie d'Avignon avec celle de Nantes.

NANTES, IMPRIMERIE DE CAMILLE MELLINET. — 36,721.

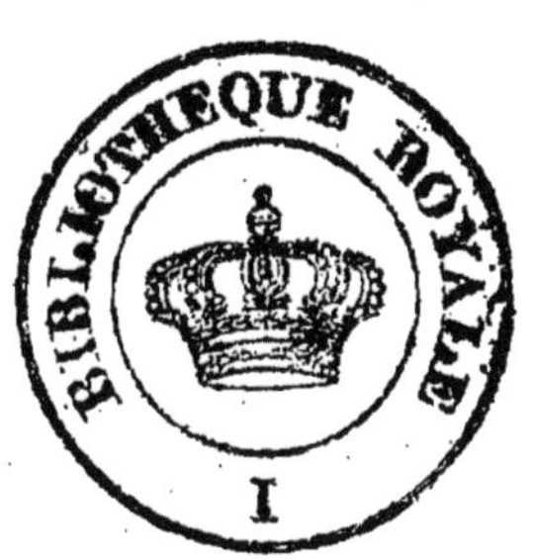
BIBLIOTHEQUE ROYALE
I

www.ingramcontent.com/pod-product-compliance
Ingram Content Group UK Ltd.
Pitfield, Milton Keynes, MK11 3LW, UK
UKHW020406250726
13967UKWH00006B/2492